SUR GRIN VOS CONNAISSANCES
SE FONT PAYER

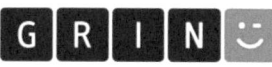

La morbidité maternelle dans la zone de santé rurale de Mukanga. Facteurs de risque

François Kalenga Luhembwe
Patrice Nsenga Kimankinda
Clarisse Kasongo Meta
Patient Kulukulu Kumwimba

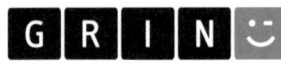

Bibliographic information published by the German National Library:

The German National Library lists this publication in the National Bibliography; detailed bibliographic data are available on the Internet at http://dnb.dnb.de.

ISBN: 9783346709264
This book is also available as an ebook.

Print and binding: Books on Demand GmbH, Norderstedt, Germany
Printed on acid-free paper from responsible sources.

The present work has been carefully prepared. Nevertheless, authors and publishers do not incur liability for the correctness of information, notes, links and advice as well as any printing errors.

GRIN web shop: https://www.grin.com/document/1267506

RESUME

Introduction : La fréquence de la morbidité maternelle demeure encore élevée en République Démocratique du Congo comme dans la plupart de pays en développement alors que certains facteurs sont tout à fait évitables s'ils sont bien connus ; c'est dans ce cadre que s'est inscrite cette étude portant sur les facteurs de risque de la morbidité maternelle dans la zone de santé rurale de Mukanga.

Méthodologie : Il s'agit d'une étude cas-témoin. Chaque cas a été couplé à 1 témoin. Ainsi, les 46 cas ont été couplés à 46 témoins, ce qui nous a donné un échantillon de 92 sujets. Les analyses ont été effectuées grâce au logiciel SPSS 23.0. Le test de Chi Carré (P) a été utilisé pour tester la dépendance entre la morbidité maternelle et les variables indépendantes. Le seuil de signification était P<0,05. L'Odds ratio (OR) et son intervalle de confiance à 95% (IC à 95%) ont été calculés pour déterminer l'association entre les variables aléatoires. Une régression logistique avec la méthode pas-à-pas de Wald a permis d'ajuster les associations.

Résultats : Les facteurs de risque de la morbidité maternelle dans notre milieu d'étude sont la non dispensation de corvées ménagères (ORa=2,617 ; IC95%= [1,039-6,589] ; pa=0,041) ; la géophagie durant la grossesse (ORa=4,202 ; IC95%= [1,632-10,817] ; pa=0,003) et le tabagisme passif de la mère au cours de la grossesse (ORa=8,003 ; IC95%= [1,445-44,326] ; pa=0,017).

Conclusion : Cette étude a donc permis d'identifier qu'outre les causes physiologiques non modifiables, certains d'autres restent accessibles. Des actions d'éducation et de sensibilisation bien ciblées et coordonnées sur la dispensation des corvées ménagères, l'arrêt de la géophagie et de l'exposition toxique au cours de la grossesse pourraient avoir un impact positif sur l'amélioration du taux de morbidité maternelle.

Mots clés : *Facteurs de risque, morbidité, morbidité maternelle*

ABSTRACT

Introduction : The frequency of maternal morbidity still remains high in the Democratic Republic of Congo as in most developing countries, although some factors are quite preventable if they are well known; This is the framework for this study on the risk factors for maternal morbidity in the rural health zone of Mukanga.

Methodology : This is a case-control study. Each case was linked to 1 control. Thus, the 46 cases were linked to 46 controls, which gave us a sample of 92 subjects. The analyzes were carried out using SPSS 23.0 software. Chi-Square (P) test was used to test the dependence between maternal morbidity and independent variables. The significance level was P <0.05. The odds ratio (OR) and its 95% confidence interval (95% CI) were calculated to determine the association between the random variables. Logistic regression using the Wald step-by-step method allowed the associations to be adjusted.

Results : The risk factors for maternal morbidity in our study setting are the non-dispensation of household chores (ORa = 2.617; 95% CI = [1.039-6.589]; pa = 0.041); geophagy during pregnancy (ORa = 4.202; 95% CI = [1.632-10.817]; pa = 0.003) and passive smoking of the mother during pregnancy (ORa = 8.003; 95% CI = [1.445-44.326]; pa = 0.017).

Conclusion : This study has therefore made it possible to identify that in addition to the non-modifiable physiological causes, some others remain accessible. Well-targeted and coordinated education and awareness-raising actions on the dispensing of household chores, stopping geophagy and toxic exposure during pregnancy could have a positive impact on improving the rate of maternal morbidity.

Key words : *Risk factors, morbidity, maternal morbidity*

I. INTRODUCTION

La morbidité maternelle constitue un véritable problème de santé publique du 21ème siècle du fait qu'elle expose à une lourde mortalité maternelle et périnatale.

Selon l'Organisation Mondiale de la Santé, la morbidité maternelle est définie comme la survenue, pendant la grossesse, l'accouchement ou dans les 42 jours suivant la délivrance, d'un état pathologique mettant en jeu le pronostic vital maternel mais avec survie de la patiente (OMS, 2005).

Les pathologies maternelles les plus fréquentes sont les hémorragies, infections urogénitales, troubles hypertensifs de la grossesse et dystocie, l'anémie ainsi que le paludisme. Ces différentes morbidités augmentent le risque de décès maternel, de faible poids de naissance et des accouchements prématurés **(Saucedo, 2015)**.

Plusieurs facteurs obstétricaux ont été incriminés dans la genèse de la morbidité maternelle dont : le jeune âge de la mère, le statut nutritionnel avant la grossesse, le gain de poids pendant la grossesse, la parité, les maladies infectieuses et parasitaires avant la grossesse, ainsi que le style de vie et le travail de la mère pendant la grossesse sont les déterminants fréquemment rapportés par la littérature. Bon nombre d'auteurs se sont intéressés aux facteurs de risque de la mère, avec cependant une insuffisance de contrôle des facteurs socio-économiques et une faible prise en compte du potentiel de confusion entre certaines variables maternelles (âge, état nutritionnel, parité...). **(Léger, 2006)**.

Aux Etats-Unis d'Amérique, où la stratégie avait été axée sur l'accouchement pratiqué par des médecins en milieu hospitalier, la mortalité maternelle est restée élevée, car il s'est avéré difficile de mettre en place des cadres et des mécanismes réglementaires appropriés pour garantir la qualité des soins. En 2013, le rapport de mortalité maternelle aux Etats-Unis d'Amérique était encore de 300 pour 100.000 naissances vivantes, contre 341 pour 100.000 naissances vivantes en Angleterre et au Pays de Galles **(OMS, 2015)**.

Europe en général et dans les pays comme la France, l'Italie, la Suède, la Finlande, l'Allemagne et le Portugal en particulier, la proportion des femmes enceintes qui utilisent le service prénatal est de 100%. Ces services sont également dans la région d'Amérique, notamment au Canada et Cuba. Les femmes débutent les suivies dans les trois premiers mois de la grossesse **(OMS, 2015)**.

Le problème est patent en Afrique, où sont enregistrés annuellement plus de la moitié (62%) des décès maternels (179.000). La quasi-totalité, soit 99% des cas de décès maternels ont lieu dans les pays à revenu faible et intermédiaire (PRFI), une proportion qui s'applique aussi au phénomène de mortalité néonatale **(Unicef, 2017)**. Lawn et al. (2014) soulignent que 1,2 millions de décès néonataux surviennent en Afrique, dont la moitié ont eu lieu dans les premières vingt-quatre heures de vie. Ces chiffres montrent combien dans ces pays la santé maternelle et périnatale est loin d'être améliorée pour réduire de 75% cet indicateur d'ici 2030.

Au Mali, le taux de mortalité maternelle est estimé à environ 582 pour 100.000 naissances vivantes soit 1 décès maternel pour 100 naissances vivantes. Dans la même enquête, il a été trouvé un taux de mortalité néonatale de 71,57 pour 1000 naissances vivantes. Ce taux a légèrement baissé entre 2001-2006 et est actuellement de 50 pour 1000 naissances vivantes **(EDS/Mali, 2015)**.

En république démocratique du Congo, la situation de la santé de la mère et du nouveau-né reste alarmante. Elle est marquée par des taux de mortalité maternelle parmi les plus élevés du monde, soit un ratio de 549 décès maternels pour 100.000 naissances vivantes, et un taux de mortalité néonatale de 42 pour 1.000. Cela correspond à deux femmes qui perdent la vie chaque heure en donnant la vie, et 13 nouveau-nés qui meurent chaque heure, généralement pour des causes évitables. Cette situation place ainsi la RDC parmi les six pays du monde qui contribuent à 50% au fardeau mondial de la mortalité maternelle **(EDS/RDC, 2013)**. Tout ce qui précède nous montre de manière claire l'importance de mener des études sur la santé maternelle durant la grossesse. C'est dans ce contexte que s'inscrit cette étude portant sur les facteurs de risque et pronostic de la morbidité maternelle dans la zone de santé rurale de MUKANGA.

La contribution à l'amélioration de la santé du couple mère-enfant et à la prévention des pathologies maternelles constitue l'objet principal poursuivi tandis que l'objectif spécifique du travail est celui de déterminer la fréquence et les facteurs de risque de la morbidité maternelle.

II.   MATERIELS ET METHODE

II.1. Cadre d'étude

La présente étude a été menée à la maternité de l'hôpital général de référence de MUKANGA, province du Haut-Lomami, en République Démocratique du Congo. L'hôpital général de référence de MUKANGA fait partie intégrante de 19 structures sanitaires de la zone de santé de MUKANGA.

II.1.2. Capacité d'accueil de la maternité de l'HGR/MUKANGA

Le service de maternité concerné par cette étude a une capacité d'accueil de 11 lits dans la grande salle commune.

II.1.3. Ressources humaines de la materné

5 infirmières de niveaux et études différents sont affectés à la maternité de l'HGR/ MUKANGA. Elles se répartissent de la manière suivante :

- 1 infirmières accoucheuses de niveau A1 ;
- 4 infirmières accoucheuses de niveau A2 ;

Les 6 médecins de l'hôpital, tous généralistes y passent selon un roulement établi par la direction (permanence et garde).

II.2. Type et période d'étude

Il s'agit d'une étude cas-témoin portant sur les gestantes qui se sont présentées à la maternité de l'hôpital général de référence de MUKANGA durant la période allant du 01 Janvier au 31 Décembre 2021.

II.3. Population d'étude et échantillon

La présente étude a concerné toutes les gestantes ayant fréquenté la maternité de l'hôpital général de référence de MUKANGA pendant la période de nos investigations chez lesquelles l'examen physique avait abouti à une morbidité maternelle.

Chaque cas a été couplé à 1 témoin. Ainsi, les 46 cas ont été couplés à 46 témoins, ce qui nous a donné un échantillon de 92 sujets.

II.4. Définition d'un cas et d'un témoin

Un cas a été défini comme toute gestante ayant contracté une maladie pendant la grossesse, l'accouchement ou dans les 42 jours suivant la délivrance.

Un témoin a été défini comme toute gestante n'ayant pas contracté une maladie pendant la grossesse, l'accouchement ou dans les 42 jours suivant la délivrance.

II.5. Outil et technique de collecte des données

Pour collecter les données, nous nous sommes servis de la technique d'entretien secondé par un questionnaire électronique paramétré sur l'outil Open Data Kit (ODK).

II.6. Plan de traitement et d'analyse des données

Les données ont été saisies et analysées respectivement à partir de l'outil ODK et du logiciel SPSS (Statistical Package for Social Sciences) version 23.0. Les analyses statistiques descriptives et analytiques ont été réalisées successivement. Le test de Chi Carré (P) a été utilisé pour tester la dépendance entre la morbidité maternelle (variable dépendante) et les autres variables indépendantes. Le seuil de signification était P<0,05. L'Odds ratio (OR) et son intervalle de confiance à 95% (IC à 95%) ont été calculés pour déterminer l'association entre les variables aléatoires.

Une régression logistique avec la méthode pas-à-pas de Wald a permis d'ajuster les associations entre la survenue d'une morbidité maternelle (variable dépendante) et les variables indépendantes : les caractéristiques sociodémographiques de la mère, ses antécédents, le suivi de la CPN, la mortalité maternelle ainsi que les caractéristiques du nouveau-né. (variables sélectionnées sur base du critère p < 0,2).

II.7. Critères de sélection

- *Critères d'inclusion*

Pour cette étude, nous avons inclus deux groupes de sujets :

- Pour le groupe cas, nous avons inclus toutes les gestantes ayant contracté une maladie pendant la grossesse, l'accouchement ou dans les 42 jours suivant la délivrance et qui se sont accouchées à l'hôpital général de référence de MUKANGA pendant la période de rappel.
- Pour le groupe témoin, nous avons inclus toutes les gestantes n'ayant pas contracté une maladie pendant la grossesse, l'accouchement ou dans les 42 jours suivant la délivrance et qui se sont accouchées à l'hôpital général de référence de MUKANGA pendant la période de rappel.

- *Critères d'exclusion*

Sont exclues de cette étude, toutes les gestantes qui n'ont pas répondu à nos critères d'inclusion.

II.8. Variables retenues

La morbidité maternelle a été considérée comme variable dépendante. Les variables indépendantes étaient :

- **Les caractéristiques sociodémographiques de la mère :** Age, statut matrimonial, religion, instruction, statut professionnel, activité salariale.
- **Les caractéristiques socioéconomiques du ménage :** profession du mari, revenu mensuel du ménage, taille de ménage, niveau socioéconomique du ménage
- **Les antécédents obstétricaux :** Gestité, parité, âge gestationnel
- **Le traitement de la mère dans le ménage, désire, pouvoir de décision de la mère.**
- **La prophylaxie :** Prise des médicaments pour éviter le paludisme durant la grossesse, usage régulier de la moustiquaire, vaccination contre le tétanos pendant la grossesse, suivi de la CPN.
- **Les habitudes toxiques de la mère, conditions de vie, perception sur les habitudes alimentaires :** Tabagisme passif de la mère, alcoolisme de la mère, habitude d'aller puiser de l'eau au troisième trimestre de la grossesse, travaux champêtres au cours de la grossesse, perception sur l'alimentation en quantité et en qualité
- **Les caractéristiques du nouveau-né :** Type de grossesse, mode d'accouchement, sexe, anomalies malformatives, évolution de l'enfant.

II.9. Considérations éthiques

Avant la collecte des données, nous avons pris notre temps à expliquer le but de notre étude ; à cet effet, nous nous sommes donné le devoir d'expliquer à chaque parturiente sélectionnée que les résultats ne serviront qu'à des fins scientifiques. Ainsi, leur consentement éclairé oral a été obtenu. La participation à l'étude a été donc libre. Pour des raisons de respect de la personnalité de toutes les participantes à cette étude, nous avons gardé l'anonymat.

III. Résultats

Paramètres étudiées	Cas n=46 (%)	Témoins n=46 (%)	OR [IC95%]	P
Age de la mère				
< 20 ans	14 (30,4)	5 (10,9)	3,696 [1,175-11,623]	0,020
20-35 ans	25 (54,3)	33 (71,7)	1	
> 35 ans	7 (15,2)	8 (17,4)	0,847 [0,274-2,619]	0,773
Statut matrimonial:				
Non mariée	10 (21,7)	12 (26,1)	0,866 [0,317-2,362]	0,779
Mariée monogamique	25 (54,3)	26 (56,5)	1	
Mariée polygamique	11 (23,9)	8 (17,4)	1,430 [0,493-4,141]	0,508
Dispensation de corvées ménagères				
Non	25 (54,3)	15 (32,6)	2,460 [1,055-5,736]	0,035
Oui	21 (45,7)	31 (67,4)		
Géophagie durant la grossesse				
Oui	25 (54,3)	12 (26,1)	3,373 [1,403-8,110]	0,006
Non	21 (45,7)	34 (73,9)		
Tabagisme passif				
Oui	8 (17,4)	2 (4,4)	4,632 [0,927-23,151]	0,044
Non	38 (82,6)	44 (95,6)		

Les résultats du tableau ci-haut indiquent une association statistiquement significative entre la morbidité maternelle et l'âge de la mère < 20 ans (OR=3,696 [1,175-11,623], p=0,020), la non dispensation de corvées ménagères (OR=3,373 [1,403-8,110], p=0,035), la géophagie durant la grossesse (OR=3,373 [1,403-8,110], p=0,006) et le tabagisme passif de la mère durant la grossesse (OR=4,632 [0,927-23,151], p=0,044).

8

Tableau II. Régression logistique des différents facteurs de risque

Facteurs de risque de la morbidité maternelle	B	ES	Wald	p	Exp(B)	IC pour Exp(B) 95,0% Inférieur	Supérieur
Dispensation de corvées ménagères	0,962	0,471	4,168	0,041	2,617	1,039	6,589
Géophagie durant la grossesse	1,435	0,482	8,852	0,003	4,202	1,632	10,817
Tabagisme passif	2,080	0,873	5,671	0,017	8,003	1,445	44,326
Constante	-3,279	1,004	10,674	0,001	0,038		

Légende : B : Coefficient de régression ; ES : Erreur standard du Coefficient de régression ; Wald : test de Wald ; Exp (B) : Odds Ratio ajusté ; IC : intervalle de confiance de Exp (B).

Après ajustement par régression logistique, les facteurs de risque de la morbidité maternelle dans notre milieu d'étude étaient la non dispensation de corvées ménagères (ORa=2,617 ; IC95%= [1,039-6,589] ; pa=0,041) ; la géophagie durant la grossesse (ORa=4,202 ; IC95%= [1,632-10,817] ; pa=0,003) et le tabagisme passif de la mère au cours de la grossesse (ORa=8,003 ; IC95%= [1,445-44,326] ; pa=0,017).

IV. Discussion des résultats

Notre étude, l'une des premières du genre dans une zone de santé rurale de la division provinciale du haut-Lomami a établi une relation entre la morbidité maternelle et l'âge de la mère < 20 ans (OR=3,696 [1,175-11,623], p=0,020). Même si Mafina-Mienandi et ses collaborateurs (2002) n'ont pas stigmatisé le jeune âge maternel comme cause de la morbidité maternelle, d'autres auteurs par contre ont trouvé de rapport entre l'âge maternel (<20ans) et la morbidité maternelle (Dumont M, 2015). Ce dernier constat corrobore les résultats de notre étude. Selon Kurz et Johnson-Welch (2014), les adolescentes qui n'ont pas encore terminé leur propre croissance, sont plus vulnérables aux maladies durant la grossesse comparativement aux mères âgées de 20-35 ans. Mais, d'autres études ont montré que l'âge seul n'explique pas la morbidité maternelle. Les chercheurs ne s'accordent pas encore à considérer le jeune âge proprement dit de la mère comme une cause de la morbidité maternelle (Kramer, 2007). Ces mères adolescentes présentent souvent d'autres facteurs qui augmentent le risque de morbidité maternelle : race noire, niveau socio-économique faible, petite taille, faible niveau d'éducation, absence ou insuffisance de soins de santé prénatale. Il semble de plus en plus évident que l'âge serait un facteur social de risque et non un facteur biologique, sauf chez les très jeunes adolescentes (Hediger, Scholl, Schall, & Krueger, 2007).

Au cours de notre étude, il a été observé que la non dispensation de corvées ménagères pendant la grossesse est statistiquement associée à la morbidité maternelle (OR=3,373 [1,403-8,110], p=0,035). Selon Nobo (2017), durant les 3 derniers mois de la grossesse, il est préférable de ne pas trop forcer avec des efforts physiques trop intenses. Certes, une femme enceinte ne doit pas rester inactive sans rien faire mais ne doit sûrement pas faire trop d'activités physiques. Les médecins recommandent environ 30 minutes par jour d'efforts physiques modérés pour une femme enceinte afin d'éviter d'altérer la gestation. Lorsque la femme arrive dans le dernier tiers de sa grossesse elle doit considérablement réduire ses efforts physiques pour ne pas compromettre sa grossesse.

Notre étude montre également que la consommation régulière d'argile pendant la grossesse expose 3,373 [1,403-8,110] fois la femme à faire une morbidité maternelle. Nos résultats corroborent ceux de Minkobame U et al (2021) qui ont trouvé que la pratique de la géophagie était un facteur à haut risque de morbidité maternelle (OR= 18,46 IC95%=[11,91-27,45]). Contrairement aux résultats de Alkema et al (2016), aucune association statistiquement significative a été trouvé entre la consommation d'argile durant la grossesse et la morbidité maternelle. Comme l'ont très bien expliqué (V. Lambert, K. Pouget, C. Basurko, R. Boukhari, F. Dallah, G. Carles, 2014), la consommation d'argile est une source de carence martiale qui peut aller jusqu'à la mise en jeu du pronostic vital maternel par hémorragie du post-partum sur anémie sévère. Sur le versant fœtal, outre les effets bien connus de l'anémie sur le risque de prématurité, la géophagie entraîne une surexposition aux métaux lourds et en particulier à l'aluminium qui doit faire considérer cette pratique comme potentiellement nocive pour la santé maternelle et le neuro-développement de l'enfant. Selon Juliette DEVIDAL (2019), la consommation d'argile (géophagie) est un trouble alimentaire primitif et psychologique qui amène à l'ingestion de la terre. Cette pratique chez la femme enceinte peut entrainer des conséquences materno-fœtales multiples telles que : le risque infectieux (les parasitoses), l'intoxication à l'aluminium et aux métaux lourds, la carence martiale et l'anémie ferriprive, les interactions entre argile et médicament, les troubles digestifs, la menace d'accouchement prématuré, l'hémorragie de la délivrance, le risque d'infection puerpérale, l'hypotrophie fœtale, les performances psychomotrices des enfants nés de mère anémiée.

Ces résultats comme ceux de Grangé G., Pannier E (2015) ont mis en évidence l'existence de la relation entre le tabagisme passif de la mère durant la grossesse et la morbidité maternelle (OR=4,632 [0,927-23,151], p=0,044). le tabagisme maternel durant la grossesse est un facteur de risque modifiable majeur de morbidité maternelle et fœtale. Le tabagisme demeure la principale cause évitable des issues de grossesse défavorables. En effet, même si le mécanisme d'action du tabac sur le bien-être de la femme enceinte n'est pas actuellement établi, l'on sait cependant que le passage de la nicotine et, spécifiquement, de son métabolite « la nicotine » au travers de la barrière placentaire à des effets néfastes sur le fœtus et la mère par réduction des apports en oxygène (Cathy L. Melvin., 2012). Plus d'études ont été menée dans divers pays pour chercher la contribution du tabagisme à la morbidité maternelle et aux complications obstétricales ; d'après Mainous & Hueston (1994), Aaronson & Macnee (1991), ainsi que Wu Wen et al (1990) ont montré que le tabagisme chez les femmes enceintes a des conséquences adverses pour le fœtus et la mère, dont la restriction de croissance intra-utérine, le placenta praevia, le décollement placentaire, la réduction du fonctionnement thyroïdien maternel, la rupture prématurée des membranes préterme, le petit poids de naissance, la mortalité périnatale et la grossesse ectopique. Parmi les 4.000 produits qui composent le tabac, on sait que la nicotine et le monoxyde de carbone (qui réduit les concentrations d'oxygène transportées dans le sang) limitent de façon chronique l'apport d'oxygène à l'utérus et favorise les décollements marginaux du placenta normalement inséré (risque multiplié par 2 voire par 3) que les HRP vrais (décollement de la jonction utéroplacentaire, dans la masse du placenta, par rupture d'une artère utéro-placentaire). Le risque d'HRP est d'autant plus grand que le taux de carboxyhémoglobine (HbCO) est élevé. Un HRP sur 5 serait directement attribuable au tabac. Plusieurs mécanismes physiopathologiques sont mis en cause : -vasoconstriction des vaisseaux (pics nicotiniques entrainant la synthèse des catécholamines responsable de la vasoconstriction) ? anoxie périphérique avec nécrose déciduale (fragilité capillaire), diminution du flux sanguin dans la chambre intervilleuse. C'est ainsi que Mainous & Hueston (1994), Petridou et al (1990) suggèrent l'existence d'un lien direct entre le tabagisme et la réduction des concentrations d'œstrogène chez la mère. En effet, l'œstrogène favorise la croissance du fœtus, sa réduction durant la grossesse limiterait le développement du bébé.

CONCLUSION ET SUGGESTIONS

A l'issu de cette étude cas témoins portant sur les facteurs de risque de la morbidité maternelle dans la zone de santé rurale de Mukanga sur une période allant de Janvier au Décembre 2021. Il a été trouvé que les facteurs de risque de la morbidité maternelle dans notre milieu d'étude étaient la non dispensation de corvées ménagères (ORa=2,617 ; IC95%= [1,039-6,589] ; pa=0,041) ; la géophagie durant la grossesse (ORa=4,202 ; IC95%= [1,632-10,817] ; pa=0,003) et le tabagisme passif de la mère au cours de la grossesse (ORa=8,003 ; IC95%= [1,445-44,326] ; pa=0,017).

Au regard de tout ce qui précède, nous suggérons ce qui suit :
1. *Au personnel de la santé, il est rappelé de (d') :*
   - Sensibiliser les femmes enceintes sur les facteurs de risque de la morbidité maternelle,
   - Eduquer les mères lors de CPN sur les comportements sains que doit adopter une femme enceinte ;
2. *Aux femmes et à la population, il est conseillé de (d') :*
   - Dispenser les corvées ménagères surtout au troisième trimestre de la grossesse ;
   - Arrêter la géophagie (consommation d'argile) durant la grossesse
   - Eviter l'exposition toxique (tabagisme passif et actif, l'alcoolisme) durant la grossesse
3. *Aux futurs chercheurs, il est conseillé de (d') :*
   - D'approfondir cette étude en menant d'autres à grand échelle sur un grand échantillon.

État des connaissances actuelles sur le sujet

   - La non dispensation des corvées ménagères, la géophagie et le tabagisme passif au cours de la grossesse constituent un problème majeur de santé maternelle ;

Contribution de notre étude à la connaissance

   - Aucune étude sur ce sujet n'a déjà été publiée antérieurement sur les facteurs de risque de la morbidité maternelle dans la zone de santé de Mukanga, province du Haut-Lomami, République Démocratique du Congo ;

- Les auteurs ne déclarent aucun conflit d'intérêt.

Contributions des auteurs

- Tous les auteurs ont participé à la rédaction du manuscrit. Ils approuvent la version finale du manuscrit.

REFERENCES

Aaronson & Macnee, (1991). Depression during pregnancy: rates, risks and consequences-- Motherisk Update 2008. The Canadian Journal of Clinical Pharmacology = Journal Canadien de Pharmacologie Clinique, 16(1), e15–e22.

Alkema L, Chou D, Hogan D (2016). Global regional and national levels and trends in maternal mortality between 1990 and 2015, with scenario-based projections to 2030: a systematic analysis by the UN Maternal Mortality Estimation Inter Agency Group. Lancet 2016; 387: 462-74.

Cathy L. Melvin (2012). Le traitement du tabagisme chez les femmes enceintes et les parents. Médical University of South Carolina, Etats-Unis. Novembre 2012, Ed. Rév.

Dumont M, M. (1985). Etude des facteurs étiologiques de l'hypotrophie foetale à propos de 600 observations. Gynecol Obstet Biol Reprod, 14(4), 439 – 448.

EDS/RDC (2013). Ministère du Plan et suivi de la mise en œuvre de la modernité. Rapport préliminaire, RDC. Deuxième enquête démographique et de santé, p. 54.

Grangé G., Pannier E (2015). Conséquences foetales du tabagisme sur les modes d'accouchement, l'hypoxie et l'acidose per-partum, Journal de Gynécologie Obstétrique, Masson, Paris, Service de Gynécologie-Obstétrique, Maternité Port Royal, Avril 2015, Volume n°34 – N° HS1, p. 146-151, p.147-148, p.148, p.149, p.150

Hediger, M. L., Scholl, T. O., Schall, J. L., & Krueger, P. M. (2007). Young maternal age and preterm labor. Annals of Epidemiology, 7(6), 400–406.

13

Juliette DEVIDAL (2019). Géophagie, grossesse et immigration Enjeux et pratiques chez les femmes originaires d'Afrique subsaharienne vivant en France. 30èmes journées d'études de l'ANSFT. http://poshukach.com/redir?user_type=3e&type=sr&redir=ejzLKCkpKLbS1y8vL9d LzCtOK9HLL0rXT8lPLs1NzSsp1jcyMLTUzyrNzNMFs8BKdA3MdFOBpLkuXEI 3PTW_ICMxPTNVr6CgpIKBwdDMxNDE3MDU1JyBv6Zx99XWGZe6Hd50Z6vF 9gEAwCsnQA&src=771174&via_page=1

Kramer, M. S. (2007). Determinants of low birth weight: methodological assessment and meta-analysis. Bulletin of the World Health Organization, 65(5), 663–737.

Kurz et Johnson-Welch (2014). Low birthweight at term and the timing of fetal exposure to maternal smoking. American Journal of Public Health, 84(7), 1127–1131.

Lawn & Arnold (2014). Prise en charge des parturientes en milieu rural et urbain à propos de 200 accouchements à Bamako et Kolondièba Thèse médecine Bamako 00 – M – 62 – 60 pages.

Mainous, A., & Hueston, W. J. (1994). Passive smoke and low birth weight: Evidence of a threshold effect, 875–878.

Minkobame U, Assoumou P, Sima P, Makoyo K, Ntsame E, Nzame N (2021). L'Hémogramme en Salle de Naissance dans la Stratégie de Prévention des Décès Maternels et Néonataux : The full blood count in the labor room in the strategy of reduction of mother and neonatal mortality. HEALTH SCIENCES AND DISEASE, 22(8). Retrieved from https://www.hsd-fmsb.org/index.php/hsd/article/view/2904.

Nobo (2017). Faire ménage enceinte. Disponible sur : https://nobo.life/service-a-domicile/femme-enceinte-grossesse page. consultée le 05/01/2022 à 14h39'

OMS (2005). Adolescent pregnancy: Issues in Adolescent Health and Development. Geneva: World Health Organization. Consulté le 14 Mai 2021. [Google Scholar]

OMS (2015). La déperdition des soins prénatals dans le monde. Biologie et Médecine: Université : disponible sur : URL : « http://www.memoireonline.com.

Petridou et ses collaborateurs (1990). Thesis de l ' observance à Sikasso (Mali) par la méthode de Saker-Solomons Chimioprophylaxie du paludisme pendant la grossesse : évaluation de l ' observance à Sikasso (Mali) par la méthode de Saker-Solomons. Université de Génève.

Saucedo Castillon (2015). Mortalité maternelle en France : profil épidémiologique, déterminants, amélioration de la mesure. Theses.fr

Unicef (2017). La fréquentation tardive et son impact sur la mortalité maternelle.

V. Lambert, K. Pouget, C. Basurko, R. Boukhari, F. Dallah, G. Carles (2014). Géophagie et grossesse : état des connaissances et conduite à tenir. Expérience d'une maternité de Guyane française. Doi : 10.1016/j.jgyn.2013.06.001

Wu Wen, S., Goldenberg, R., Hoffman, H., Clivers, Davis, R., & Dubard, M. (1990). Smoking, maternal age, fetal growth, and gestational age at delivery, 53–58.

SUR GRIN VOS CONNAISSANCES
SE FONT PAYER

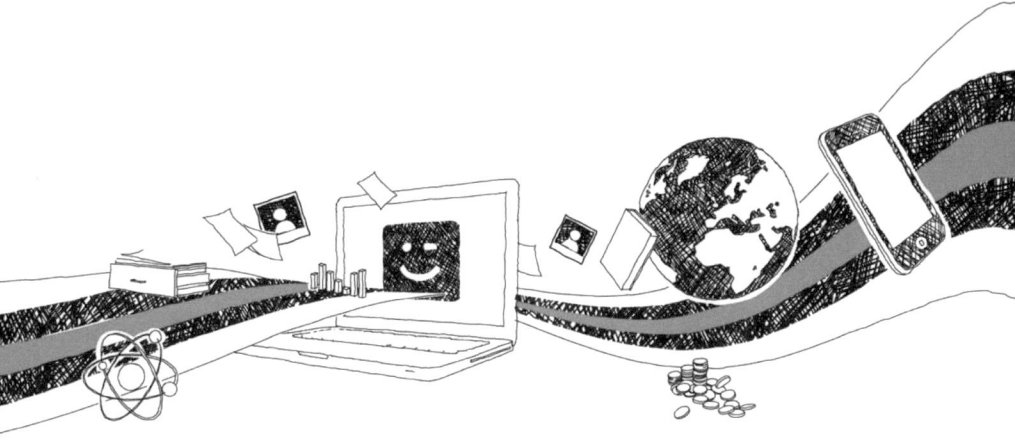

- Nous publions vos devoirs
  et votre thèse de bachelor et master

- Votre propre eBook et livre –
  dans tous les magasins principaux du monde

- Gagnez sur chaque vente

Téléchargez maintentant sur www.GRIN.com
et publiez gratuitement

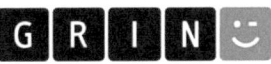